AF363599

OBSERVATION

SUR

L'ALIMENTATION

DES ENFANTS DU PREMIER AGE

Par A. BODART,

PHARMACIEN DE L'ÉCOLE SUPÉRIEURE DE PARIS, MEMBRE DU JURY MÉDICAL ET DE LA SOCIÉTÉ DE MÉDECINE DU DÉPARTEMENT D'INDRE-ET-LOIRE, MEMBRE CORRESPONDANT DE PLUSIEURS SOCIÉTÉS SAVANTES.

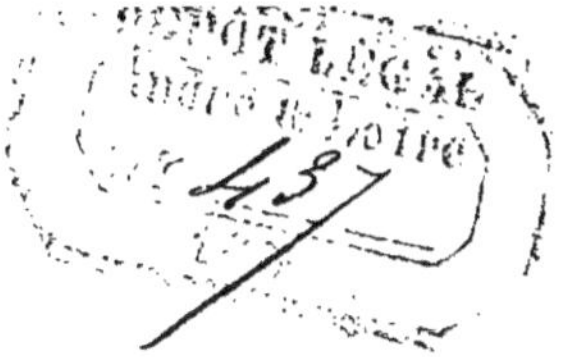

TOURS

IMPRIMERIE LADEVÈZE, RUE ROYALE, 39 BIS.

1857.

OBSERVATION

SUR

L'ALIMENTATION

DES ENFANTS DU PREMIER AGE

Par A. BODART,

PHARMACIEN DE L'ÉCOLE SUPÉRIEURE DE PARIS, MEMBRE DU JURY MÉDICAL ET
DE LA SOCIÉTÉ DE MÉDECINE DU DÉPARTEMENT D'INDRE-ET-LOIRE,
MEMBRE CORRESPONDANT DE PLUSIEURS SOCIÉTÉS
SAVANTES.

Parmi les causes nombreuses de l'effrayante mortalité des enfants en bas âge et des infirmités contractées dans les premières années de l'existence, la négligence que l'on apporte trop souvent dans le choix des nourrices occupe le premier rang.

Nous n'avons pas à rechercher s'il ne serait pas plus conforme aux lois de la nature que chaque mère élevât elle-même son enfant, au lieu de le confier à des mains étrangères. Cette question est depuis longtemps résolue affirmativement.

Toutefois, nous ne disconvenons pas qu'il est des circonstances impérieuses où la mère ne peut donner le sein à son enfant, ni diriger elle-même son alimentation. Dans ces cas exceptionnels, trop nombreux peut-être, il nous a semblé opportun d'indiquer quelques mesures d'ordre et de conservation qui, en mettant un terme à des abus toujours prêts à se renouveler, ajouteraient au bien-être d'une portion considérable de la population naissante. On déverse souvent le blâme sur les temps de nos pères : on croit qu'environnés de tout l'éclat du luxe, de toutes les jouissances dont l'esprit humain a enrichi notre siècle, il ne nous reste plus rien à faire pour le bonheur des hommes. Et cependant combien fut grande, même aux époques les plus reculées de notre histoire, la sollicitude pour l'enfant naissant ! Alors, des chartes réglaient le droit de nourriture et tout ce qui était relatif aux nourrices, en même temps qu'elles indiquaient avec soin les précautions à prendre pour éviter les substitutions. Il faudrait reproduire ici toutes ces ordonnances, d'une admirable naïveté, pour apprécier à sa juste valeur l'intérêt que le pouvoir apportait à la conservation et à l'éducation des enfants.

Mais sans nous engager plus loin dans une voie où se rencontrerait à chaque pas la supériorité des prévisions de nos pères, contentons-nous d'examiner ce qui se passe lorsque la femme ne peut nourrir elle-même ; nous dirons ensuite par quelles modifications simples et peu nombreuses on pourrait obtenir les plus heureux résultats.

Lorsque l'enfant est né, on lui cherche une nourrice, et cette femme arrêtée souvent légèrement, ou plus souvent encore procurée par le hasard, les parents croient avoir tout fait, tout prévu. L'enfant suit au village sa nouvelle mère, là il reçoit des soins en raison du salaire que les parents peuvent offrir. Dès ce moment l'enfant n'est à vrai dire qu'un objet de trafic ; pourvu qu'on le nourrisse, peu importe comment il aura été traité. Abandonné pendant ses premières années à la merci des gens auxquels il est confié, l'enfant retourne souvent sous le toit paternel après avoir puisé le germe des maladies les plus graves. La cupidité fait oublier à la nourrice tous ses devoirs, elle ne s'inquiète que du salaire qui lui est dû, et cette conduite, toute blâmable qu'elle soit, est, en quelque sorte, autorisée par la négligence des parents à s'enquérir comment le tribut qu'ils paient à la nourrice a été gagné. Cela se pratique depuis longtemps, et par une impardonnable incurie, on laisse s'éloigner l'enfant. Le reverra-t-on ? La mort l'épargnera-t-elle? Le départ chez la nourrice est la conscription du premier âge.

Si nous appelons l'attention sur les nourrices, que trouvons-nous dans la plupart des cas ? Nous trouvons, au lieu de ces secondes mères qui doivent par leurs bons soins, par une nourriture bien dirigée développer et fortifier la constitution des enfants qui leur sont confiés, des femmes incapables, paresseuses, malpropres, laissant languir et s'étioler dans des langes infects l'enfant que la mère leur a donné frais et bien portant. On en voit beaucoup d'un âge trop avancé, fatiguées par les travaux de la campagne, fournir à leurs nourrissons un lait dégénéré. D'autres partagent entre plusieurs enfants le lait qui serait à peine suffisant pour un seul. Il en est qui assurées de leur état de grossesse continuent à présenter un sein flétri à l'enfant, ou à l'alimenter avec des bouillies grossières que son estomac ne saurait digérer. Enfin, ce qu'il y a de plus hideux, on en voit faire sucer avec leur lait le germe de maladies qui, dues à la débauche, ne tardent pas à faire succomber leur victime, ou la laissent s'éteindre dans de longues nuits d'agonie.

La statistique de la mortalité du premier âge fournit des chiffres vraiment effrayants du nombre d'enfants ainsi enlevés dès les premières années de la vie. Ainsi, dans l'état actuel des choses, de quelque côté que nous tournions les yeux, nous ne rencontrons dans cette importante question de l'alimentation du premier âge, rien qui satisfasse la société, rien qui rassure la mère sur le sort de l'enfant qu'elle a confié à une nourrice. Je n'ai point à m'occuper ici des qualités requises pour remplir les conditions voulues par une hygiène bien comprise. Je n'ai d'autre but que celui d'indiquer les moyens d'arriver à améliorer la position de pauvres enfants dont la santé, le développement physique et, en quelque sorte, l'avenir dépendent du choix qu'on fera de celles qui doivent leur servir de mères.

Toutes les professions qui touchent de près aux intérêts de la société sont réglementées; pourquoi l'une des plus importantes, puisqu'elle concerne l'espèce humaine, ferait-elle exception ? Cela ne doit pas être; aussi pour remplir cette déplorable lacune, l'administration pourrait-elle disposer qu'à l'avenir, nulle femme ne serait autorisée à prendre un enfant en nourrice, soit pour lui donner le sein, soit pour l'allaiter artificiellement qu'aux conditions suivantes :

Dans le premier cas, qui comprendrait la première catégorie de nourrices, elles devraient être admises par un jury composé de deux médecins assistés d'une sage-femme, et présidé par le maire ou le juge de paix du chef-lieu de canton où siégerait ce jury à certaines époques.

Dans la seconde catégorie, l'autorisation ne pourrait être accordée que par une commission composée, dans chaque commune, du maire, du curé ou d'une religieuse de l'endroit, s'il y en a, et de quelques dames notables du pays.

Dans l'un et l'autre cas, il faudrait que la postulante fût de bonnes mœurs, propre, soigneuse, d'un caractère doux, etc.

Chaque personne admise, dans les deux catégories de nourrices, devrait avoir ses noms et prénoms, demeure, qualités inscrits au chef-lieu de canton et d'arrondissement sur un livre *ad hoc*, toujours à la disposition des personnes qui pourraient avoir besoin de renseignements. Chacune de ces femmes devrait être munie d'un livret, sur lequel seraient inscrits l'autorisation de la commission et les certificats délivrés par les parents lorsqu'ils retireraient leurs enfants.

La même commission, se chargeant de visiter, individuellement, et de temps à autre, les enfants qui se trouveraient dans sa circonscription, cette surveillance continuelle aurait pour but de tenir constamment en éveil les nourrices, qui recevraient en même temps les conseils des dames inspectrices, sur le mode de nourriture à donner à l'enfant, le régime à suivre, ou sur la nécessité de le faire soigner en cas d'indisposition.

Des primes seraient établies annuellement, dans chaque chef-lieu de canton pour les deux ordres de nourrices qui auraient été reconnues avoir le mieux rempli leurs devoirs. Cette mesure n'a-t-elle pas été prise dans bien des occasions moins importantes que celle-ci ?

Un tarif pourrait être établi pour les nourrices, selon l'éloignement des grands centres, et basé sur le genre de nourriture adopté pour les enfants. Les frais de maladie seraient supportés par les parents.

Chaque président des chefs-lieux de cantons adresserait tous les ans, au chef-lieu d'arrondissement, un rapport sur les opérations de sa commission; les sous-préfets, de leur côté, adresseraient également un compte-rendu aux préfets de leur département, et ceux-ci enverraient à Paris un rapport général à une commission spéciale.

Nous avons la conviction que le gouvernement, sans cesse préoccupé des grandes questions d'hygiène publique, s'empresserait de prendre en sérieuse considération une institution qui aurait pour but de protéger de pauvres enfants presque abandonnés, et de développer les facultés physiques d'hommes appelés à utiliser leurs forces au service de la société.

Les difficultés rencontrées, depuis quelque temps, par les conseils de révision pour former les contingents de l'armée, ne prouvent-elles pas, en effet, qu'il serait bien temps de prendre des mesures pour éviter le rachitisme et l'appauvrissement de l'espèce humaine ?

Nous finirons en émettant un vœu en faveur de la classe indigente, de celle qui est dans l'impossibilité de payer des mois de nourrice, et qui élève avec peine ses enfants. Fasse le Ciel que les crèches, ces établissements si utiles, déjà fondés dans beaucoup de localités, se répandent non-seulement dans les villes, mais aussi dans les campagnes où elles sont appelées à rendre de si grands services !

La Société médicale du département d'Indre-et-Loire, après avoir entendu dans sa séance du 7 février dernier, la lecture du travail de M. Bodart, l'un de ses membres titulaires, sur la nécessité d'une réglementation concernant les nourrices auxquelles les parents confient leurs enfants, félicite l'auteur sur ses bonnes intentions, exprime ses vœux en faveur de leur réalisation, et vote l'insertion de son travail dans le recueil des travaux de la compagnie.

Extrait du procès-verbal de la séance, etc.

Le président,   Le sécrétaire général :

Signé, le docteur Charcellay. *Signé*, le docteur Millet.

Le présent travail, ayant fixé l'attention d'hommes graves, expérimentés et très-compétents, semble digne d'être pris en sérieuse considération.

Signé, † F. N., cardinal-archevêque de Tours.

Je m'associe à l'opinion exprimée par son Éminence Monseigneur le cardinal-archevêque de Tours.

Signé, Baron PAUL DE RICHEMONT,
député du département d'Indre-et-Loire.

———

Ce serait aux mères à nourrir leurs enfants ou bien à choisir avec soin et à surveiller les nourrices qui les suppléent : mais comme il est bien certain qu'un très-grand nombre remplit mal ce devoir, il appartient à l'État d'en faciliter l'accomplissement par une inspection convenablement organisée : à ce point donc, les observations philanthropiques de M. Bodart me paraissent mériter l'attention du gouvernement.

Signé, comte de FLAVIGNY,
député du département d'Indre-et-Loire.

La question traitée par M. Bodart est d'un haut intérêt pour la société et pour l'humanité ; il est à désirer qu'elle fixe sérieusement l'attention du gouvernement, et surtout qu'elle reçoive une solution praticable, aussi bien dans les campagnes que dans les villes, de manière à faire cesser les graves inconvénients signalés par M. Bodart sur le mode généralement suivi pour l'alimentation des enfants du premier âge. L'établissement des crèches ne saurait être trop encouragé dans ce but.

Signé, A. GOUIN,
député du département d'Indre-et-Loire.

Je ne puis que rendre pleine et entière justice à l'important travail de M. Bodart sur les pauvres enfants abandonnés. Cette immense question, qui préoccupe les philanthropes, paraît avoir été, de la part de M. Bodart, l'objet de longues méditations. L'administration supérieure y trouvera d'excellentes idées qui pourront l'aider dans l'application, quand le moment d'agir vigoureusement sera venu. Le mal est grand, en effet, et le remède ne saurait être ni trop prompt ni trop énergique.

Signé, comte RODOLPHE D'ORNANO,
chambellan de l'Empereur, député au corps législatif.

Copie d'une lettre adressée à M. Bodart par M. Damas-Hinard secrétaire des commandements de S. M. l'Impératrice.

S. M. l'Impératrice ayant bien voulu m'ordonner de soumettre à l'appréciation de M. le Préfet de la Seine l'intéressant travail que vous lui avez adressé sur l'alimentation des enfants en bas-âge, j'ai l'honneur de vous communiquer un résumé de la réponse que M. le Préfet m'a faite à ce sujet :

« La ville de Paris possède un établissement appelé direction muni-
« cipale des nourrices. »

Suivent les renseignements sur cette institution ; puis M. le Préfet de la Seine termine son rapport par les conclusions suivantes :

« Je désire vivement que ces détails facilitent l'application, dans
« les départements, des idées de M. Bodart, idées fécondes en bien-
« faits, etc. »

Signé, DAMAS-HINARD,

secrétaire des commandements.

J'ai lu avec le plus vif intérêt votre travail sur l'alimentation des enfants du premier âge.

Il est à désirer que les idées que vous avez émises soient répandues dans la société, etc.

Signé, Podevin,

Préfet d'Indre-et-Lotre.

Vu pour copie conforme aux huit pièces originales dûment légalisées qui nous ont été présentées et que nous avons rendues à qui de droit.

Le maire de la ville,

Signé, Galpin, *adjoint.*

Nota. — Le présent travail vient d'être remis entre les mains de son Excellence M. le ministre de l'Intérieur.

Tours, imp, LADEVÈZE.